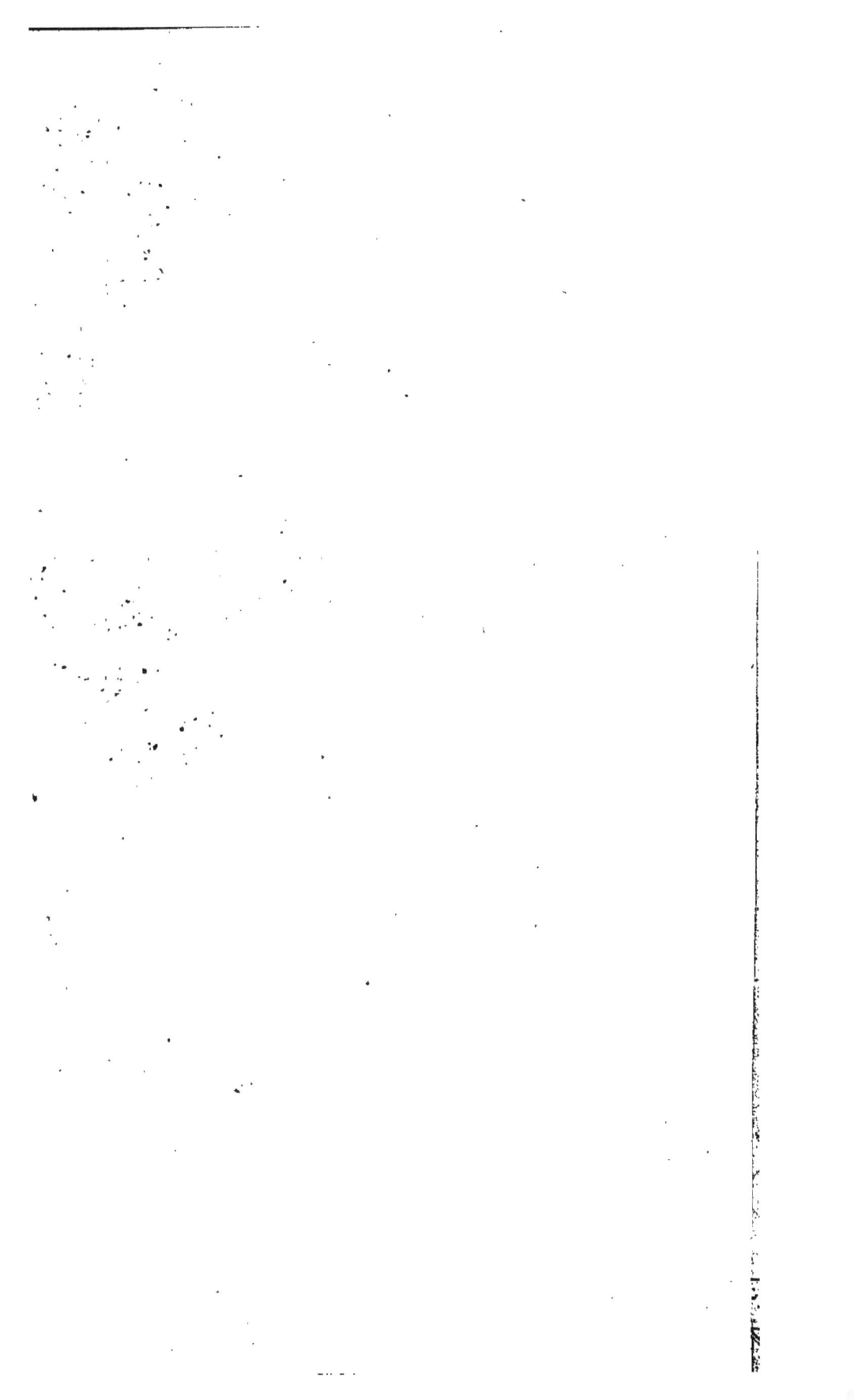

ESSAI DE LA GUÉRISON

DES

POITRINAIRES

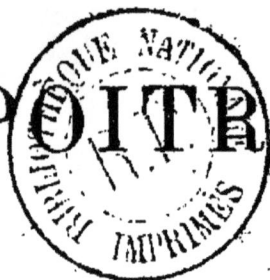

PAR UN

Etudiant en Médecine

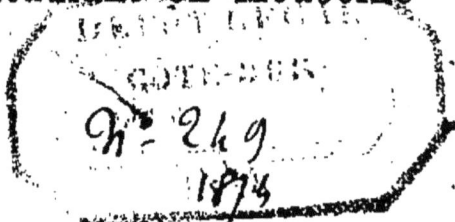

CHEZ TOUS LES LIBRAIRES

s toutes les villes de France et de l'Étranger.

Te77

DÉPOSÉ

ESSAI DE LA GUÉRISON

DES

POITRINAIRES

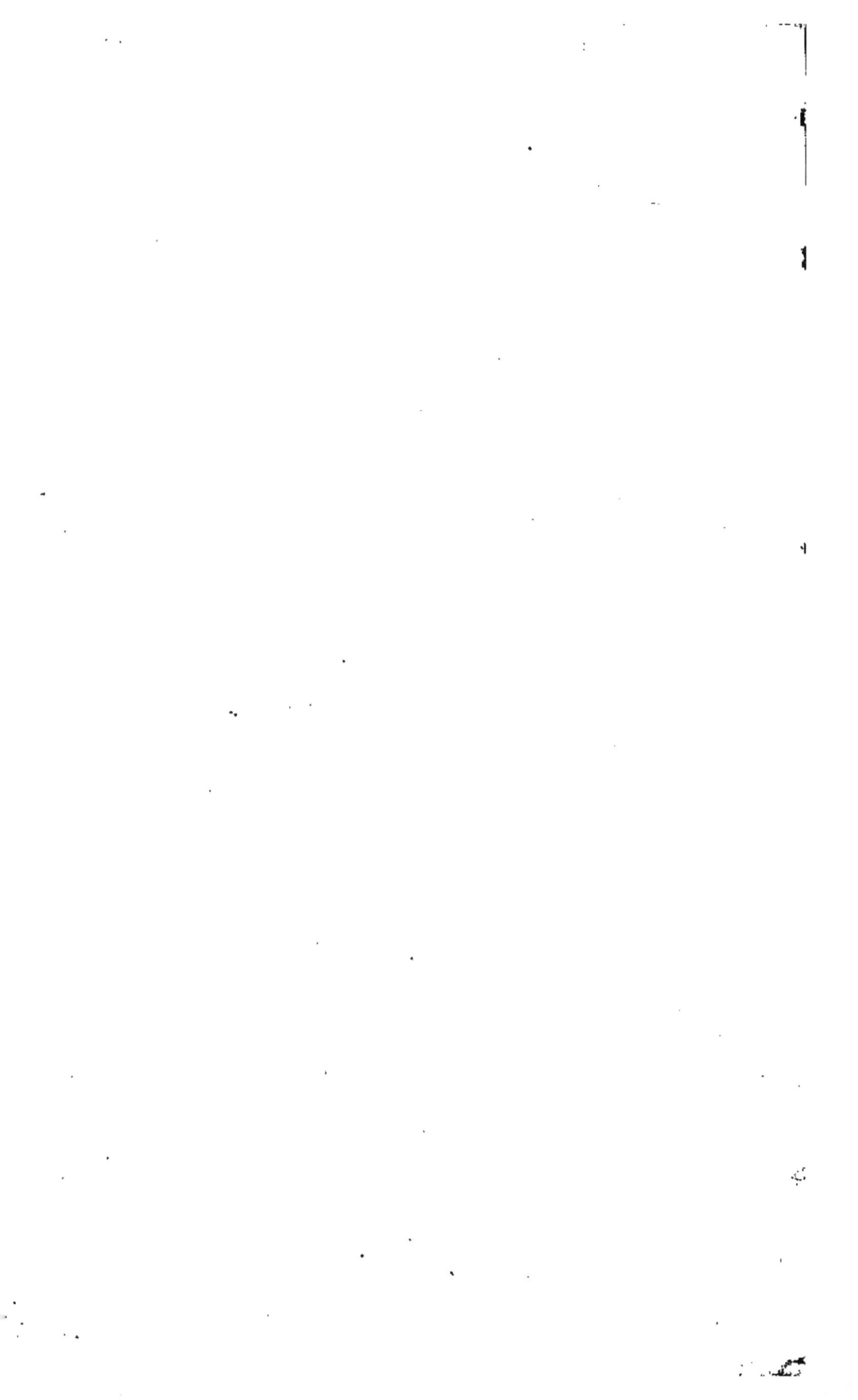

ESSAI DE LA GUÉRISON

DES

POITRINAIRES

PAR UN

Etudiant en Médecine

———————————

CHEZ TOUS LES LIBRAIRES

et dans toutes les villes de France et de l'Etranger.

—

DÉPOSÉ

PROLOGUE

——◦◦◦——

Une affection terrible atteint l'humanité : dans l'enfance, dans la force de la vie, dans l'extrême vieillesse. Elle ne respecte aucun âge, aucun sexe : c'est la phthisie dont le siége est le poumon, cet organe essentiel de la vie destiné à recevoir le premier pain de l'homme; l'air atmosphérique qu'il met en contact avec la masse du sang pour le rejeter ensuite à l'état d'acide carbonique, après l'accomplissement de cet admirable phénomène vital que l'on désigne sous le nom d'hématose, combustion du carbone du sang par l'oxygène, que cette combustion ait lieu dans le trajet que ce liquide parcourt ou bien à la surface aérienne du poumon.

A ce point de vue, l'étude du poumon et de son affection la plus terrible, la phthisie, est des plus sérieuses et des plus intéressantes ; il en est de même de l'étude des moyens de prévenir cette affreuse maladie. C'est cette étude que s'est proposée l'auteur de cet opuscule en exposant d'abord quelques considérations générales avant d'aborder le sujet principal; moyen de prévenir, peut-être même de guérir la phthisie.

ESSAI DE LA GUÉRISON

DES POITRINAIRES

~∞⊗∞~

De l'Inflammation.

———

Les causes de l'inflammation sont : des contusions, traumatismes, etc., qui détruisent les nerfs vaso-moteurs, les astringents, qui modifient leur action, etc.

L'agent contondant détruit le filet nerveux vaso-moteur venu du grand-sympathique. — Or, dans la portion séparée du tronc par le trauma, l'influx nerveux existe encore pendant un moment, c'est-à-dire que cette portion nerveuse n'a pas perdu ses propriétés, n'est pas morte immédiatement après sa section par le trauma. Elle se trouve irritée, excitée; il se passe en elle quelque chose d'anormal, il se forme un chemin de la mort.

Sous l'influence de cette irritation, de cette excitation, les fonctions du filet nerveux augmentent, c'est-à-dire que se rattachant à la vie comme tout organisme prêt à la quitter, ses propriétés sont devenues plus grandes pour un moment.

Or, quelles sont les propriétés des nerfs vaso-moteurs? Faire contracter la tunique musculaire artérielle partout où elle existe.

Sous l'influence de l'excitation, la contraction artérielle devient pour ainsi dire permanente; puis, petit à petit, le nerf meurt, la contraction cesse, l'artère se laisse distendre par le flot artériel venu de celles de ses parties qui sont sous l'action de vaso-moteurs non atteints. La distension augmente, elle devient telle que les tuniques artérielles se laissent déchirer et qu'il y a épanchement. •

Mais la nature n'endure pas dans les tissus du corps humain de corps étrangers ni de corps ayant des analogues en lui, mais devenus corps étrangers. — Le sang est devenu un corps étranger, elle va l'éliminer.

Pour cela, elle va produire un vrai travail chimique et si vous vous y opposez, elle résorbera l'épanchement, elle l'absorbera. C'est le vrai mot.

Si vous la laissez faire, il s'y passera, dis-je, un vrai travail chimique ayant pour caractère, comme toute action chimique, la chaleur; la présence de ce travail irritera les nerfs

sensitifs voisins, de là, douleur ; l'hématosine, matière colorante du sang,
sera résorbée sous cette action, de là,
rougeur ; et cette action chimique,
cette résorption de l'hématosine, travail semblable à celui de la rate, lais-
sera là* des globules blancs du sang
qui deviendront des globules de pus.

La vie sera plus grande qu'à l'état
normal dans les parties voisines du
foyer qui feront des efforts pour éliminer ce pus, qui émettront des
bourgeons charnus empiétant sur
l'espace qu'il occupe et l'obligeront
à chercher place ailleurs, comme si
elles le chassaient devant elles. C'est
là la tuméfaction.

Il n'en est pas de même dans les
abcès froids. Ceux-ci se rencontrent
sur des sujets scrofuleux. Or, chez
ces individus, tous les tissus sont sous
le coup d'une dégénérescence toute
particulière à la scrofule. Les parois

des artérioles sont atteintes comme les
autres parties; les nerfs vaso-moteurs
le sont aussi primitivement ou consé-
cutivement. Le sang s'épanche comme
dans les abcès chauds ordinaires, mais
plus lentement, car chez ces sujets,
le courant sanguin est faible et par
conséquent n'agit que difficilement
sur les tuniques artérielles dégéné-
rées. L'épanchement a été lent à cause
de l'atonie organique; la décomposi-
tion sera lente aussi sous l'influence
de causes diverses.

De la Tuberculose
ou Phthisie pulmonaire.

Le globule sanguin est un protoplasma, une chair première, il vient

dans le poumon, glande en grappe, jeter de l'acide carbonique au dehors et chercher de l'oxygène.

Nous supposerons le poumon un arbre, mais un arbre dont les branches depuis les plus petites jusqu'aux plus grosses et le tronc sont creux.

La cavité du tronc, arrivée au point où celui-ci se divise en branches se partagerait en autant de cavités qu'il y a de branches. La cavité de chaque branche se diviserait ensuite en autant de plus petites cavités qu'il y a de branches secondaires et ainsi de suite jusqu'à extinction. C'est dans ces cavités que circule l'air inspiré. Entre ces branches, du sang circule et se met en contact avec l'air venu du dehors qui, lui, arrive par la cavité du tronc et de ses ramifications, d'où, le sang n'est donc séparé de l'air que par l'épaisseur de la paroi des branches, paroi que nous supposerons si mince qu'on n'en peut déterminer l'épaisseur. Chaque dernier petit rameau de l'arbre aérien est si mince et si rapproché de son voisin, que l'espace compris entre chacun d'eux et où circule le sang forme un tube capillaire.

Soit : Le poumon est constitué par un canal qui communique avec la bouche par son extrémité supérieure ; c'est la trachée appelée vulgairement fausse gorge. Cette trachée, ce canal, à son extrémité inférieure, se divise en deux canaux plus petits ; l'un destiné au poumon droit, l'autre au poumon gauche ; ce sont les grosses bronches. Ces grosses bronches se divisent à leur tour en d'autres petits canaux lesquels se partagent ensuite en d'autres plus petits encore, si petits qu'ils sont en une quantité innombrable. A l'extrémité enfin, les derniers plus petits canaux se terminent en formant une petite ampoule et sur les côtés d'autres encore, petites vésicules pulmonaires ; de sorte que le poumon est pour ainsi dire formé par les vésicules. Enfin, pour mieux dire, le poumon est formé par une agglomération de petites vésicules à parois infiniment minces communiquant toutes avec les bronches petites et grosses et celles-ci avec la trachée ou fausse gorge ; petites vésicules si proches l'une de l'autre qu'elles seraient adhérentes si malgré cette proximité il ne se trouvait un petit canal artériel qui remplit les vides et amène là le sang destiné à se mettre en contact avec l'air qu'elles renferment. C'est cet espace situé entre les vésicules autour desquelles il rampe et qui est occupé par du sang qu'on appelle un capillaire pulmonaire. C'est là que s'arrêtera le globule sanguin plus tard. Faisons-nous mieux comprendre.

Les vésicules ne se touchent pas, c'est-à-dire, qu'une paroi ne sert pas à former deux vésicules, mais bien la paroi commune d'une vésicule et d'un capillaire. Entre chacune d'elles vient se ramifier un petit vaisseau sanguin, et de même que nous avons vu la trachée artère ou fausse gorge se ramifier et former des vésicules, de même l'artère pulmonaire qui apporte le sang au poumon se ramifie, de sorte que nous supposerons deux arbres creux chargés de conduire l'un le sang, l'autre l'air atmosphérique, venant se mettre en contact par leurs branches, de telle façon que la paroi des rameaux artériels et la paroi des rameaux aériens soit une seule et même et d'une ténuité extrême. Cette mombrane qui sépare le sang de l'air atmosphérique est donc si mince que l'échange des gaz se fait à travers elle. L'oxygène de l'air passe dans le sang et l'acide carbonique du sang passe dans l'air.

Les poumons sont au nombre de deux; les vaisseaux sanguins qui viennent d'en bas et les vaisseaux aériens d'en haut les abordent pour les constituer par leur côté interne, c'est-à-dire de dedans en dehors. En dehors, c'est-à-dire entre chaque poumon et les côtes se trouve une membrane séreuse, espèce de bonnet de coton par la forme et fort mince. La partie qui recouvrirait immédiatement la tête dans un bonnet de coton vrai, recouvre le poumon auquel elle adhère; c'est ce qu'on appelle le feuillet viscéral de la plèvre. L'autre partie, celle qui, sur un bonnet de coton ordinaire, se trouverait en dehors, recouvrirait la première partie cachant la tête et à laquelle se trouve attachée la houppe,

cette partie, dis-je, se trouve attachée
en dedans des côtes. C'est le feuillet
pariétal de la plèvre. Donc, entre le
feuillet viscéral et le feuillet pariétal,
il y a comme entre les deux feuillets
du bonnet de coton un vide.

Quand les côtes se soulèvent dans
l'inspiration, le vide se fait entre les
deux feuillets; et, comme le poumon
est un organe spongieux élastique, il
ne peut résister à la pression atmosphérique venue du dehors et à la
tension sanguine venue du cœur; il
se laisse distendre et remplit le vide
formé par l'éloignement de la plèvre
pariétale sous le soulèvement des
côtes, jusqu'à ce que les deux plèvres
se trouvent en contact. A chaque
inspiration, la poitrine s'étend, le vide
se fait en dedans d'elle. Nous savons
que quand on fait le vide sur un liquide ou sur un gaz ous la pression
atmosphérique ceux-ci 'élèvent là

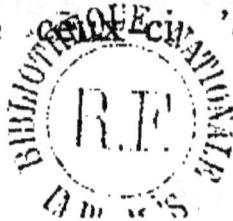

où est le vide. En faisant le vide dans la poitrine puisque les parois s'éloignent l'une de l'autre, l'air d'un côté, le sang de l'autre, sous la pression atmosphérique et la contraction du cœur, se précipitent dans le poumon qui n'offre pas de résistance, puisqu'il occupe le vide fait par la cage thoracique, et viennent se mettre en contact l'un avec l'autre à travers la paroi commune des vésicules pulmonaires.

Dans la tuberculose ou phthisie pulmonaire, la respiration est insuffisante; l'air n'a pas pénétré dans toutes les vésicules pulmonaires, des globules n'ont pas été mis en contact avec lui; ils sont viciés, ils sont promenés par le torrent circulatoire ou bien restent là. Voici pour la première inspiration. Si ces globules viciés continuent leur route, ils peuvent s'arrêter quelque part, dans un

os, etc., il s'y formera un foyer. A la
seconde inspiration, puisqu'à la première des globules n'avaient pas été
revivifiés, il en sera de même et les
globules de cette seconde inspiration
s'arrêteront également quelque part.
Le poumon en deviendra ainsi tout
farci.

C'est l'infiltration tuberculeuse au
premier degré, infiltration grise, pro-
duite par des globules sanguins dé-
barrassés de leur hématosine. Bientôt
à ces globules viendront s'en ajouter
d'autres et leur nombre augmentera
progressivement, car les capillaires
pulmonaires occupés diminuent na-
turellement les surfaces de contact
avec l'air extérieur. Une fois un globule arrêté, le courant sanguin en
poussera derrière lui un autre qui ne
pourra ni reculer ni avancer et par-
tagera le sort de celui qui le précède.

Voilà donc une agglomération de

corps étrangers, il y en a ainsi partout le corps, mais particulièrement dans le poumon. Si à ce moment le pauvre poitrinaire faisait une longue inspiration augmentant les surfaces de contact avec l'air extérieur, peut-être bien qu'il ferait partir tous ces petits barrages qui iraient toujours suppurer ailleurs, il est vrai, mais au moins débarrasseraient le poumon.

Mais il ne le fait pas, son poumon s'engorge de plus en plus, il est pris d'une asphyxie lente, il respire avec peine, parce que tous les capillaires pulmonaires sont pleins ou dégénérés.

Il y en avait une quantité considérable de ces globules dépouillés de leur hématosine qui s'étaient amassés dans un coin, rien ne venait les expulser, leur masse s'augmentait chaque jour d'une nouvelle quantité. Alors leur collection a formé un

noyau trop volumineux que n'a pu
endurer la nature, elle a produit son
travail chimique dont nous parlions
tout à l'heure, elle a rejeté leur masse
comme l'épanchement sanguin dont
nous parlions également, mais il n'y
a pas eu là de nerfs sensitifs pour ap-
porter de la douleur. Et ces globules
une fois rejetés, il est resté un vide
dans l'espace qu'ils occupaient : une
caverne ! Cette élimination a été faite
par une bronche avec laquelle le foyer
communiqua.

Mais, entre chaque rangée de globules arrêtées, il y avait les cloisons
pulmonaires formées par le parenchyme, que sont-elles devenues ? Du
pus. Quoi avait formé ces cloisons ?
Du protoplasma. Et ces cloisons
étaient redevenues du protoplasma,
des globules blancs du sang.

Retournons sur nos pas. L'action
chimique de l'inflammation lente a

eu lieu, le sesquioxyde de fer qui
colorait les globules a disparu et
ceux-ci devenus grisâtres comme les
globules de pus, ayant comme eux
environ six millièmes de millimètre
de diamètre, sont séparés par les éléments primitifs du poumon qui s'in-
terposaient entre les capillaires.

Ces éléments, qui dans le poumon
comme ailleurs ont pour origine les
éléments du sang puisque ce liquide
est destiné à refaire tous les organes,
ces éléments, dis-je, dont la source a
été pour une partie le protoplasma
globulaire, privés de vie depuis que
les capillaires voisins encombrés ne
leur apportent plus la vie et empê-
chent par la compression qu'ils exer-
cent sur eux l'action de leurs vaisseaux propres, ces éléments se sont
transformés comme les globules sanguins devenus tubercules.

Les globules tuberculeux au contact de l'acide acétique ressemblent aux globules pyoïdes de M. Lebert, ils n'ont pas de noyau, ce sont des globules non altérés. Quand les globules tuberculeux s'agglomèrent trop rapidement dans les capillaires et compriment trop vivement leurs parois, le parenchyme pulmonaire interposé; la gangrène survient dans ces parties, d'où cavernes par gangrène du poumon.

Les cloisons comprimées par les tubercules forment une couche transparente qui se ramollit avec eux quand l'agglomération n'a pas été trop brusque; ce qui est bien naturel puisqu'elles ont une même origine. La cloison parenchymateuse se décompose comme tous les tissus. Le travail inflammatoire, c'est un travail de régression, de désorganisation en éléments primitifs, c'est l'analyse du tissu. Ce tissu a été formé par des élé-

ments, une synthèse ; l'inflammation
le ramène à ces éléments primitifs :
globules du sang devenant des globules de pus par la séparation du ses-
.quioxyde de fer qui les colorait,
hématosine, et à côté des globules, sé-
rum. L'inflammation lente produit là
le travail chimique normalement
propre à la rate. Pourquoi certaines maladies de poitrine, pleurésie,
pneumonie, bronchite, conduisent-
elles parfois à la phthisie pulmonaire ? Parce que ces inflammations
amènent une espèce de paralysie res-
piratoire dans certaines parties du
poumon, que les globules sanguins
s'accumulent là sans recevoir l'hématose qu'ils attendent et deviennent
des tubercules.

Tout ceci est un fait certain, as-
suré. La guérison de la phthisie pulmonaire réside comme moyen pré-
ventif certainement, comme moyen

curatif, peut-être, dans de grandes inspirations.

Mais étudions encore et peut-être
qu'à ce traitement nous en joindrons
un qui, dans tous les cas, s'il ne fait
pas de bien ne fera pas de mal. Je
dis peut-être, car nous allons entrer
dans des hypothèses.

La rate ne fabrique pas des globules blancs, elle prive les globules
rouges de leur sesquioxyde de fer et
peut-être encore d'autres de certaines
de leurs parties. Non pas tous les
globules rouges, mais ceux qui, sont
hors d'état de servir, qui ont servi à
l'assimilation, qui sont veineux; qui,
ramassés par le courant sanguin, ont
été remplacés par des globules artériels. Tous les globules du courant
veineux ne sont pas des globules veineux proprement dits; c'est un mé-
lange de globules artériels non assimilés et de globules veineux rem-

placés par des globules artériels assimilés.

La rate sépare donc de ceux des globules veineux qui ont servi et qui ont abandonné leur acide carbonique dans le poumon, le sesquioxyde de fer qui les colorait, d'où il reste des globules blancs. Puis ces globules blancs à leur tour sont décomposés par les reins et leurs principes fondamentaux passent dans l'urine, d'où la présence pour une partie des principes azotés qu'on y rencontre.

Le rein est un émonctoire qui sépare du sang ce qui n'est plus propre à rien, tandis que la rate sépare au contraire ce qui est propre à quelque chose, l'hématosine. Donc, il est trois maladies, chlorose, leucocythémie, tuberculose, où le globule blanc abonde, et où en même temps qu'on cherchera pour ces deux premières à augmenter les globules rouges, il faudra stimu-

ler les reins pour diminuer les globules blancs.

Dans ce dessein, en même temps que
pour la leucémie et la chlorose, nous
administrerons les martiaux, etc., et
que pour la phthisie pulmonaire nous
conseillerons les grandes inspirations, nous inviterons les malades à
prendre des diurétiques, soit trente
grammes de pariétaire auxquels,
après une infusion d'une heure dans
un litre d'eau bouillante, nous joindrons un gramme d'azotate de potasse.

Donc, pour nous résumer, nous
conseillerons aux pauvres poitrinai-
res qui voudront suivre nos conseils,
d'aller au grand air tous les jours et
de faire là de grandes inspirations.
Nous avons presque la certitude, du
moins pour ceux dont l'état n'est pas
déjà trop grave, nous avons la presque certitude de leur guérison; et à

cela ils ajouteront comme moyen jugé
bon quelques tasses dans la journée
d'une infusion de trente grammes de
pariétaire dans un litre d'eau à laquelle ils joindront un gramme d'a-
zotate de potasse comme il a été dit
plus haut.

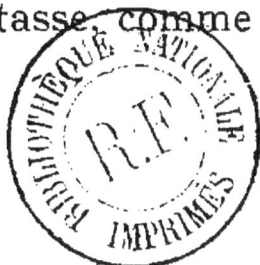

DIJON, IMPRIMERIE J. MARCHAND.

184

www.ingramcontent.com/pod-product-compliance
Lightning Source LLC
Chambersburg PA
CBHW060454210326
41520CB00015B/3952